AYUNO INTERMITENTE AVANZADO - EDICIÓN 2020:

LA GUÍA COMPLETA PARA HACER MÚSCULO, QUEMAR GRASA, Y SANAR TU CUERPO - PARA HOMBRES Y MUJERES

JULIÁN MANCEBO

información contenida en este documento, incluidos, entre otros, - errores, omisiones o inexactitudes.

ÍNDICE

SIN TÍTULO

INTRODUCCIÓN

Durante la historia de la humanidad, encontramos que esta metodología se ha llevado a cabo en muchas circunstancias, sobre todo en las relativas a las culturas religiosas, en cada contexto cultural se ha practicado el principio del ayuno, y hoy en día se lleva a cabo con más fuerzas quizás ya que esta modalidad o práctica dentro del esquema alimenticio ha mutado de lo religioso incluso a un aspecto social, y es que, gracias al avance científico podemos en la actualidad hacer profundo análisis de asuntos que por mero empirismo se realizaban ya en tiempos muy antiguos sin sospechar muchas veces el impacto bien sea positivo o negativo de dichas modalidades.

En el mundo de hoy encontramos culturas fantásticas con comportamientos masivos que practican el ayuno desde luego con sus propias particularidades pero que generan múltiples beneficios, culturas religiosas como el islam, tienen la práctica anual del ramadán que se trata de una festividad anual en la cual todos los feligreses de dicha religión en un acuerdo en cualquier parte del mundo que se encuentren, se unen en propósito y ayunan durante un aproximado de 29 a 30 días de manera intermitente.

Pero no solo en este amplio grupo religioso se ve este tipo de práctica, culturas y religiones como la budista por ejemplo tienen también ciertas maneras de ayunar que podrían consistir en la supresión de algunos alimentos de la ingesta normal diaria.

Se ha comprobado de manera eficaz que el ayuno no se trata de una simple costumbre religiosa sin sentido alguno, hoy por hoy es más que conocido que la práctica habitual del ayuno es un mecanismo que aporta múltiples beneficios a la salud del ser humano.

Mucho es lo que hay que decir respecto al ayuno intermitente, de hecho resulta interesante ver la cantidad de información que surge en torno a este tema tan importante, tanto a favor como en contra, lo que si es cierto es que hay mucha tela que cortar en torno al tema, pues se trata de algo que es verdaderamente vital como lo es la alimentación del ser humano.

Las voces a favor y en contra surgen respecto a esto pero, se hace entonces preciso que se haga un paseo detallado por cada uno de los aspectos que esta disciplina como modo de vida propone.

En primer lugar se debe aclarar que hablar de ayuno intermitente no es sinónimo de hablar de dieta, pues ella en sí misma no se trataría de ninguna forma de un modelo de dieta, sin embargo gracias a la multitud de ensayos y pruebas recurrentes que se han llevado a cabo en torno a ella muchos resultados han podido ser concluyentes.

Pero más aún, son cientos las personas que han tomado la determinación de ponerlo en práctica incluso de forma empírica, y han compartido sus experiencias para que nosotros podamos tener una información más amplia aunque quizás no en la ciencia, sí basada en la experiencia personal.

Encontramos testimonios como el de Hilde Meléndez quien nos cuenta cómo fue su experiencia con el tema del ayuno en cuestión, de acuerdo a su historia, los comienzos fueron particularmente difíciles, los primeros días el cuerpo reacciono de manera desfavorable en el sentido que le pedía comidas, sin embargo con el paso de los días el cuerpo fue desarrollando la capacidad de adaptación.

La adaptación resulto tan efectiva, que ya al paso de las tres semanas realmente no le costaba ningún esfuerzo mantener la rutina, y le resultaba completamente sencillo y totalmente normal aplicar los horarios de ayuno intermitente.

Además que la experiencia de acuerdo a su observación mejoro su calidad de vida en muchos aspectos, por ejemplo notó como su cuerpo comenzó a bajar tallas.

Sin embargo no todo lo dicho baila a un ritmo que favorezca esta tendencia, por ejemplo encontramos algunas teorías de algunos importantes endocrinólogos y nutricionista, que pueden asegurar que el ayuno intermitente podría correr con el peligro de provocar o de alguna manera promover los hábitos que terminan incurriendo en la bulimia o incluso la anorexia.

Para poder tener un panorama claro y objetivo sobre este asunto tenemos entonces que de manera obligada ver ¿Qué es el ayuno intermitente? Cuál es su verdadera propuesta y con evidencia en mano hacer una evaluación certera de cuáles podrían ser los resultados, si bien son buenos o malos.

Pero no solo eso, el ayuno intermitente es una disciplina que por lo general está siendo llevada a cabo a manera de combinación con otras disciplinas de alimentación, por este motivo se haría entonces necesario hacer un juicio bastante equilibrado hasta qué punto algún efecto bien sea positivo o negativo estaría directamente relacionado con la aplicación del ayuno en cuestión, y hasta qué punto podría ser efecto de la otra rutina, o si por consiguiente podría ser un efecto más dado por la acción de ambas disciplinas practicadas en conjunto.

Vivimos en una era en la que el comercio y la realidad consumista ha logrado aparcar en el ámbito de la salud, pero más aun directamente en el tema de la obesidad, de acuerdo a las estadísticas estamos entrando en una era en el que la obesidad podría representar no solo un peligro individual sino más aun un verdadero peligro colectivo.

La pandemia del futuro no muy lejano por cierto

viene a ser esta, la crisis irremediable que podría surgir por los altos niveles de obesidad mórbida que se están presentando en el mundo entero.

Ante esta realidad existen dos industrias directamente enfrentadas, y son la industria de la comida, dentro de la cual esta indudablemente la de comida rápida, y la comida chatarra, y permitan me separarlas, ya que en la actualidad no solo como comida chatarra podríamos señalar a aquella conocida como comida callejera, dentro de los anaqueles de los supermercados con hermosos empaques y apariencia de súper bondades, encontramos un numero enorme de comida chatarra, tan o peor como la que encontramos en la calle.

Por su parte, y del otro lado encontramos la industria de los "súper alimentos y formulas, métodos y estrategias" para perder peso, ambas industrias una tan poderosa como la otra sacando por cierto beneficios del mismo mal, tal parece que una depende de la otra y que son excelentes aliadas para mantener este círculo vicioso que solo llena las cuentas bancarias de unos grandes poderosos al costo de la salud y la vida de muchas personas.

Poder determinar si un producto, o dieta es mejor que la otra seria verdaderamente un trabajo cuesta arriba, desestimar a priori la efectividad de algunas formas recomendadas bien por productos o por algún tipo de rutina o cualquiera que fuere para mejorar la salud, podría resultar un asunto más pasional y sentimental que verdaderamente objetiva.

Por ello no intentamos de ninguna manera venir a hacer una comparación entre el ayuno intermitente y ningún otro método utilizado con intención de bajar de peso o bien sea de mejorar la salud, por el contrario, trataremos de hacer una justa evaluación de los resultados que cada disciplina por sí misma arrojan y los posibles buenos o malos resultados que estos puedan brindar a cada persona de manera individual.

Por lo dicho anteriormente es preciso aclarar que no traemos la solución definitiva para algunos problemas de salud, ni mucho menos el camino mágico que muchos han estado soñando, es decir encontrar un método para no hacer un esfuerzo, y pensar que pueda haber alguna fórmula en la que pueda comer de manera desenfrenada y sin cuidado, aplicar algunas formulitas extras que nos liberen del problema de obesidad.

No existe semejante cosa, se trata de un esfuerzo hecho y el nivel de compromiso y deseo que haya para asumir con seriedad la determinación de una vez por todas de triunfar en la lucha contra los malos hábitos, y mejorar de una vez y para siempre la salud, hacia allá camina "todo lo que debes saber sobre el ayuno intermitente"

ASPECTOS BÁSICOS DEL AYUNO INTERMITENTE

*L*o primero que debemos denotar en este tema es que el ayuno intermitente no se trata en sí mismo de una dieta, dicho esto, aclaramos que sí podría adaptarse los horarios de ingesta de alimentos para que junto a los beneficios propios del ayuno como tal, puedas sacar el mayor provecho y convertirlo en una excelente oportunidad para ir eliminando ese exceso de caloría con el que se podría estar batallando.

Pero esta aclaratoria se hace necesaria dado a que no se debe limitar el tratado en el que estamos a la simple idea de un método para lograr objetivamente la pérdida de peso, ya que los beneficios en sí mismo de este método alimenticio son aún mayores que el simple hecho de perder peso.

El ayuno intermitente o "intermittent fasting" por sus siglas en inglés, consiste en una regulación de los horarios de alimentación, con el fin de suprimir de forma metódica la ingesta de dichos alimento en esos horarios determinados, la práctica religiosa del ramadán es una forma muy práctica de ayuno intermitente, que consiste en doce horas sin ingesta alimenticia y en algunos casos, incluso, se suprime la ingesta de agua durante este período.

Evolución

Ciertamente, son muchas las culturas que han tenido dentro de sus estructuras bien sea sociales o religiosas la práctica del ayuno, hoy por hoy gracias a los avances de la ciencia se ha logrado optimizar dicha práctica, ajustándola obviamente a las realidades propias de nuestros, tiempos en asuntos como nuestros estilos particulares de alimentación.

Como ya hemos mencionado una de las tradiciones con mayor incidencia en dicha práctica se trata de la tradición islámica que, pese al paso de los años, es cada vez más marcada la tendencia de dicha práctica por la misma expansión que ha logrado sobre todo en el contexto occidental, producto de la dinámica migratoria que han sufrido los países orientales en los últimos años.

Pero no solo son estos, los registros bíblicos muestran que en la tradición judía era una práctica completamente normal, de hecho, una de las historias más relevantes en la tradición cristiana respecto a la vida de Jesús gira justo en torno a la práctica del ayuno, como la conocida historia del ayuno de 40 días de Jesús en los cuales, según la tradición cristiana, este fue tentado por su adversario.

El hinduismo no queda atrás, ciertos registros muestran que algunos monjes budistas y de otras tradiciones de carácter hindú tiene como práctica común suprimir algunos alimentos de su ingesta diaria, lo que es cierto, es que de acuerdo a las tradiciones religiosas, estas prácticas brindan toda una serie de beneficios espirituales, la teología evangélica moderna explica como "acercarte a Dios" mediante la práctica del ayuno, si bien esto sea cierto o no, lo que si es cierto es que ayunar brinda una serie muy amplia de beneficios a la salud y éste será el enfoque que queremos dar en este momento.

Las formas de ayunar podrían ser muy variadas y de eso estaremos hablando en un solo apartado más adelante, sin embargo consideremos en este momento algunas de las maneras más conocidas de llevar a cabo dichas prácticas y enumeremos de maneras más o menos objetiva cuales son esos beneficios particulares que aporta el ayuno intermitente.

El ayuno intermitente consiste fundamentalmente en desarrollar el hábito de crear algunos intervalos de tiempo específico para la ingesta alimenticia, y dejar así un tiempo específico del día sin estos, por lo general se trataría entonces de un aproximado de 12 a 16 horas sin comer mientras que el próximo período de tiempo seria entonces el utilizado para consumir la cantidad de calorías que requerirías para mantener la salud en tu cuerpo.

Como ya hemos mencionado antes, los beneficios de los que hablamos no están necesariamente relacionado al aspecto de pérdida de peso, ya que dentro de los horarios permitidos podrías tener una ingesta calórica indebida, es decir, dentro de los beneficios hay ciertos aspectos que juntándolo con una alimentación muy balanceada, sería mucho más eficaz para el cuerpo poder quemar esas calorías que tienes demás y perder peso, pero es que va mas allá cuando hablamos de beneficios.

Beneficios del ayuno intermitente

En primer lugar me gustaría despejar una duda porque

estoy convencido que un alto porcentaje de quienes se encuentran en búsqueda de información y se encuentran con el ayuno intermitente, son fundamentalmente aquellos que se encuentran en la búsqueda de un mecanismo que resulte efectivo para lograr de manera oportuna la quema de calorías y por ende la pérdida de peso.

Pudiera parecer que estamos completamente cerrados a esa posibilidad, aplicando el principio del ayuno intermitente y en realidad no, de hecho todo lo contrario, si es una muy buena manera de lograrlo, solo que tenemos que hacer un ajuste real dado el propósito que esta planteado en el deseo de perder peso.

El perder peso o grasa en el cuerpo siempre va a estar relacionado con la ingesta y quema de calorías, por ello las dieta hipocalóricas son altamente efectivas en este sentido, sin embargo dentro del patrón de ayuno intermitente por si solo estaría fuera de la realidad que esto suceda si la ingesta de caloría que asumes durante las horas de comida se salen de control, evidentemente que la serie de aportes y beneficios extras de dicha modalidad de alimentación, podría ser altamente beneficiosos si en tu deseo de perder peso lo estas acompañando de un efectivo balanceo al considerar los alimentos que vas a consumir.

Por otro lado, estudios demuestran que el efecto positivo para la pérdida de peso aplicando el ayuno intermitente lo vas a encontrar de manera más efectiva acompañando esta modalidad alimenticia pero a su vez lo refuerzas con métodos de trabajo físico o dieta particular, se ha comprobado que quienes aplican las rutinas de fuerza acompañado de dicho ayuno, obtienen mejores resultados que aquellos que por sí solo practican el alzamiento de pesas.

Pero vamos a mencionar cuales podrían ser esos beneficios tan altamente positivos que ofrece el ayuno intermitente en sí mismo, y así más adelante analizaremos de forma detallada cual sería una estrategia correcta para quemar grasa aplicando el ayuno intermitente.

- *Optimización de la autofagia:* la autofagia consiste en una especie de mecanismo de nuestro cuerpo que de manera natural ayuda a la regeneración a nivel celular, esta regeneración en cuestión está relacionada con la disminución de probabilidades de contraer algunas enfermedades, además que,

de acuerdo a la opinión de los expertos,
ayuda a prolongar la esperanza de vida en el
ser humano.

La autofagia cuya raíz etimológica podría significar "comerse a uno mismo" se refiere a la capacidad de nuestro organismo celular en la que se degrada y recicla sus propios componentes, dicho proceso puede proveer a nuestro cuerpo del combustible necesario para crear las energías que se requieren para optimizar la renovación celular.

Se ha encontrado entonces que el ayuno intermitente es uno de los mecanismos más eficaces de optimizar este maravilloso proceso de manera de que forma objetiva entonces podemos asegurar que haciendo el uso del ayuno intermitente puedes estar acercándote a la posibilidad de aumentar la longevidad, y asegurarte la posibilidad de contrarrestar de manera efectiva el desarrollo de alguna enfermedades como el mal de alzhéimer o incluso la demencia.

- *Ayuda a regular los mecanismos naturales de hambre y saciedad:* aunque ciertamente los primeros días de práctica de dicha disciplina podría ser un poco duro en sentido de sentir mucha hambre, sin embargo, una vez creada la rutina estará regulado completamente todo este sistema haciendo más fácil el proceso de aplicación de dicha dieta.

- ***Favorece el efecto antiaging:*** se entiende por efecto antiaging ese efecto que pueden producir ciertos medicamento o suplementos, alimentos o disciplinas que ayudan a retrasar los efectos naturales de los años en el ser humano, dicho de otra manera ayudan a retrasar de alguna forma el envejecimiento de las células.

- ***Te genera sensación de libertad:*** una de las mayores complicaciones que podría tener el tema de algunas dietas o disciplinas alimenticias, podría ser sin duda el tema de las rutinas con los horarios de alimentación, este sería entonces una gran beneficio del ayuno intermitente, que te libraría de alguna forma de dicha dependencia, saltarse una comida no tendría ningún problema ya que todo está cubierto por el horario en cual está permitido la ingesta de alimento en el ayuno.

- ***No cuesta nada:*** no debes pagar por ningún suplemento, no debes pagar por alimentos especiales no debes pagar absolutamente por

nada, es completamente gratis, quizás
podrías tener como única inversión este
método alimenticio, la asesoría médica para
que puedes recibir la efectiva orientación de
cómo llevar a cabo tu propósito sin
problema alguno.

El ayuno intermitente y el metabolismo

A pesar de esta serie de beneficios que pueda otorgar el ayuno intermitente, existe una relación especial que requiere nuestra profunda atención, y es especialmente los efectos que podría tener la práctica del ayuno intermitente sobre el funcionamiento eficaz del metabolismo humano.

Podrían ser muchas las creencias que han surgido alrededor de este tema, y aunque estas ideas pueden bien haber calado en la mente de muchas personas, veamos a continuación que es lo que dice la ciencia al respecto.

Una de las creencias respecto a este tema no carece de lógica, sin embargo, hay que ser muy objetivos a la hora de hacer ciertas conclusiones, por ejemplo, se dice que al ayunar nuestro cuerpo entra en alerta ya que asume que estamos en peligro por escases de alimento, de manera que nuestro inteligente mecanismo cerebral como mecanismo de defensa ordena a nuestro metabolismo retrasarse para poder utilizar nuestros excesos de grasa como reserva ante la posibilidad de estar atravesando alguna crisis alimenticia.

Esto tiene sentido, sin embargo no implica de ninguna manera que sea totalmente cierto, se ha comprobado de hecho que esto en realidad sucede, pero cuando se trata de periodos muy grande de ayuno, sin embargo en la estructura de ayuno intermitente no es el caso, incluso algunos estudios aseguran que es totalmente al contrario, en algunos estudios que se han llevado a cabo se ha podido observar que el ayuno intermitente incrementa los niveles de norepinefrina, esto es una catecolamina que realiza variadas funciones fisiológicas, traduciéndose todo esto en un aumento eficaz del metabolismo, le verdad es que un descenso del metabolismo se daría solo a partir de tres días de ayuno continuo.

Además de esto que acabamos de describir, existen otra serie de mitos que se han forjado alrededor del tema de la dieta intermitente, sigamos en el mismo orden de ideas y veamos que dicen los mitos populares, y que es lo que dice la ciencia en relación a dichos mitos que mencionaremos a continuación.

Mitos sobre la dieta intermitente

En la cabeza de los mitos más populares, dado que la estructura de la dieta intermitente es muy aplicada por aquellos que lleva a cabo rutinas de ejercicios, bien sea de fuerza o cardiovasculares, es la idea ya planteada respecto a la relación del ayuno intermitente y la posible ralentización del metabolismo, sin embargo esta duda ha quedado despejada ya, veamos ahora cuales otros mitos surgen en tono a este tema:

- *El ayuno intermitente reduce nuestro rendimiento en los deportes:* de hecho es este uno de los más grandes temores de los practicantes de cualquier disciplina, y es esta la razón por la cual casi siempre se desestima la implementación del ayuno intermitente entre los practicantes de variadas disciplinas deportivas.

Sin embargo hay que aclarar que el efecto de dicho ayuno en el rendimiento deportico en realidad está sustentado sobre todo en el método o la forma como este aplicado el ayuno, además de evaluar también que tipo de entrenamiento está llevando a cabo y la condición física de quien este practicado el ayuno intermitente.

Sin embargo no se puede por sí solo asegurar que restringir la ingesta de alimentos durante cortos periodos pueda de alguna forma afectar el rendimiento deportivo.

De hecho hacer deportes en ayuno, verdaderamente podría resultar almamente positivo y efectivo para los fines deseados, y como ya se dijo dependiendo de la disciplina incluso si los niveles de las reservas de glucógenos puedan encontrarse bajo, la razón es que nuestros músculos aun en estas condiciones cuentan con suficiente energía para llevar a cabo los ejercicios físicos.

Es desde luego evidente que al tratarse de largos periodos de restricción en consumir alimentos, no sería re comentable realizar jornadas de ejercicios sin embargo y dado el hecho que las mayoría de modalidades en las que se lleva a cabo el ayuno intermitente en realidad se trata de períodos cortos de ayuno, así que de eta manera queda entonces desestimada esta idea que podemos seguramente calificar de erróneas.

- *El ayuno ocasiona que los niveles de azúcar desciendan:* aquí encontramos otra gran preocupación que ha girado en torno al tema del ayuno intermitente, antes debemos estar consciente que nuestro organismo mantiene de forma incluso inconsciente la información, que necesita tener los niveles adecuados de glucosa, por esta razón nuestro mismo diseño natural posee los mecanismos necesarios para efectivamente mantener niveles óptimos sin que sea de hecho necesariamente regulado por la ingesta de alimentos.

Esto solo podría variar en los casos que resulte haber alguna patología o condición física especial que promueva dicha caída de los niveles de glucosa, pero en caso contrario aun en las condiciones más extremas el cuerpo se encarga de manera natural de regular esta.

Es sencillo de ver, nuestro cuerpo está efectivamente preparado para soportar jornadas incluso hasta de tres días sin ingerir alimentos, y esto no implica que suceda lo antes mencionado, si revisamos la historia, vemos que nuestros ante pasados, los primeros humanos sobre la tierra pasaban largas y largas jornadas sin ingerir alimento y esto para nada tenía una seria implicación en el organismo metabólico, de haber sido así en lugar de evolucionar seguro estoy que habríamos involucionado.

De manera que queda completamente claro que no es necesario mantener una constante ingesta de alimento para mantener óptimos niveles de azúcar e la sangre.

- *El desayuno es la comida más importante del día:* entre todas las ideas que han surgido como excusa para enfrentar de algún modo u otro el ayuno intermitente, esta también ha sido muy sonada, pues dado por lo general el ayuno daría como pie (en algunas de sus modalidades) el inicio de la ingesta de comida pasada las once de la mañana, aquella historia que enseña que el desayuno es el alimento que ayuda a regular los niveles de ansiedad en el organismo, por lo tanto aquél que no desayuna podría tener la tendencia de ingerir mayores niveles de calorías que quienes no lo hacían, veamos qué tan cierto resulta ser esto.

Algunos estudios analizados y más específicamente

me refiero al caso de más de 28 años de ensayos que se llevaron a cabo respecto a la incidencia que podría tener el desayuno en las personas que lo llevan a cabo con normalidad y lo que sucedería entonces en aquellos que no, los resultados no dejan de ser datos muy curiosos, se encuentra que el peso de aquellos que no desayunaban tenían casi medio kilo menos que aquellos que si desayunaban, es decir un aproximado de 260 calorías por debajo de lo estipulado en aquellos que si desayunaban.

Esto demostró claramente que la incidencia que pueda tener en las personas que desayunan temprano en las mañanas, no ejerce realmente ningún significado en el control de la ansiedad, por ello no implica que en el resto del día consumirá de manera desmedida mayor ingesta calórica, de hecho esa comida se cuantifica como un numero de calorías extra que se suma a tu conteo calórico y por ende en la acumulación de grasa en el organismo.

Algunas precauciones necesarias

Si bien es cierto que existen grandes beneficios en la aplicación de esta modalidad de ayuno, hay que ser realistas y muy equilibrados a la hora de practicarlo a la misma manera como habría que tener precaución en cualquier cosa que vayamos a implementar en nuestras vidas, los excesos en primer lugar podrían ser perjudiciales en todos los ámbitos, lo recomendable siempre será desde luego, acudir a tu médico o nutriólogo que pueda brindarte las nociones necesarias para que tu deseo de asumir una nueva modalidad en tu proceso alimenticio, puedas hacerlo con el mayor cuidado posible y garantías seguras que todo ira bien.

Ayuno intermitente y dieta hipocalórica

No se tratan de lo mismo, sin embargo dado los resultados que muchos han obtenido y tras algunas investigaciones reciente se ha resuelto que el ayuno intermitente y un conteo calórico (dieta hipocalórica) podrían ayudar a obtener mayor eficacia en los intentos de muchas personas en perder peso.

Ya hemos dicho que el ayuno intermitente por sí solo no sería tan efectivo como en el caso que se aplica junto a otras estrategias, y sin duda, esta es una de las más recomendadas, la dieta hipocalórica no es más que un conteo efectivo de calorías ingeridas durante una ingesta diaria y compararlo con la cantidad de calorías que quemamos, sin embargo para llegar a un entendimiento claro de cuantas calorías debemos quemar diariamente y cuantas consumir, debemos tener en cuenta también cual es el consumo basal de nuestro metabolismo, es decir la cantidad de calorías que el cuerpo quema diariamente por si solo sin mayor esfuerzo, solo con el hecho de nuestro cuerpo mantenerse en función.

Sin embargo, de acuerdo a un estudio realizado por el departamento de nutrición de la universidad de Illinois en pacientes obesos durante más de un año, logró determinar que la incidencia del ayuno intermitente sobre los pacientes, y de igual manera de la dieta hipocalórica arrojó por ejemplo que aquellos pacientes que fueron expuestos al ayuno intermitente tenían mayor tendencia a abandonar el régimen en los primeros seis meses que lo que practicaron la dieta hipocalórica, sin embargo los resultados en ambos grupos no fueron de diferencias significativas.

2

¿CÓMO FUNCIONA EL AYUNO INTERMITENTE?

*Y*a hemos hablado bastante sobre el ayuno intermitente y hemos visto de manera detallada algunas de las verdades relacionadas con este tema, sin embargo, se hace preciso que veamos y profundicemos en cuál es la verdadera incidencia que tiene la práctica de este ayuno en el ser humano, y como debe llevarse a cabo dicha práctica.

Muchas son las voces que se escuchan, unas a favor otras en contra, sin embargo se hace preciso considerar hacer algunas comparaciones o evaluaciones de algunas de las premisas que giran en torno al tema, y a través de ellas poder elaborar una conclusión que sea objetiva, tratando de dejar por fuera cualquier vestigio de prejuicio.

Larga vida gracias al ayuno intermitente

Entre los beneficios ya mencionados aportados por el ayuno intermitente pudimos haber dicho ya justamente esto, y es que según la opinión de muchos expertos el ayuno intermitente podría en efecto mejorar el estado de salud del practicante, pero aún más allá, hay una opinión de un grupo de científicos que resulta ser muy importante y es justamente la idea que acabamos de mencionar.

De acuerdo a numerosos estudios, el ayuno intermitente al igual que la dieta cetogenica, tienen la capacidad de alargar la vida incluso existen evidencia verdaderamente solidas respecto al tema del ayuno, al punto que está siendo objeto de consideración real en silicon valley.

De hecho, de acuerdo a muchas publicaciones recientes se supo que tras investigaciones realizadas en la universidad de Harvard al tema en cuestión, se ha logrado determinar cuál sería la manera en la que efectivamente este mecanismo podría ser una forma clara de alargar la longevidad en el ser humano.

La investigación en cuestión que estuvo a cargo de William Mair cuyo estudio arroja que el ayuno intermitente puede en términos generales mejorar la salud, pero más aun retrasar el proceso de envejecimiento en el individuo, por lo cual se aumentaría la esperanza de vida, ¿y esto cómo sucede? De acuerdo a la explicación del científico, todo se debe fundamentalmente a una especie de variación en la actividad de las mitocondrias, estos serían una especie de orgánulos citoplasmáticos encargados de aportar energía a través de la producción de la misma, mediante el consumo de oxígeno y además la producción de dióxido de carbono.

de acuerdo a la explicación arrojada por el estudio en cuestión, indica como una modificación o dicho de otra forma, la alteración de estas ya mencionadas redes mitocondriales tendrían la cualidad de afectar lo relacionado al proceso de envejecimiento, y con ello claro está, la esperanza de vida del individuo, igualmente se ha podido determinar la incidencia que el ayuno intermitente puede tener sobre estas redes mitocondriales, de manera que pueda mantener el organismo humano más joven que aquellos que no practican dicho ayuno.

Mejoras de la salud

Ya hemos mencionado y creo que de forma muy clara como dos procesos que aporta beneficios al cuerpo, el proceso del ayuno intermitente, el primero descubierto por estudios realizados por el ganador de nobel Yoshinori Ohsumi del proceso conocido como la autofagia.

Por otro lado el tema de investigación que acabamos de mencionar por parte del investigador Willian Mair acerca del envejecimiento es, sin más detalles una evidencia de lo que acá estamos mencionando, sin embargo veamos algunos otros beneficios al tema de la salud que podría otorgar a nuestro cuerpo el ayuno intermitente.

Recientemente se hizo una investigación en las que se sometieron a prueba a varias personas, que se encontraban con síntomas claros de diabetes, estos fueron expuestos a regímenes de dieta intermitente, la idea fundamental era verificar si existía otro beneficio que el comúnmente buscado en este tipo de regímenes que es la perdida de peso, por ello estas personas objetos de estos estudios fueron analizados sin reducir la ingesta calórica.

Es decir, toda la estructura de la investigación estaba basado solo en la restricción de alimento en los horarios establecidos, pero en las horas que sí eran permitidas la ingestas de calorías en forma normal, podían ingerir todo aquello que quisieran, el experimento tuvo una duración de cinco semanas y al final del mismo se arrojó como resultado que todos los participantes aunque, como en efecto se habría propuesto no bajaron de peso, con la simple aplicación del ayuno tuvieron una mejoría significativa en la presión sanguínea y además se les encontró una mejor sensibilidad hacia la insulina que poseían.

Un detalle que resulta muy importante de tomar en cuenta es el hecho de que fueron aquellos que en peores condiciones de salud se encontraban lo que sufrieron las más significativas mejorías luego de realizado el ayuno.

- *Mejoras en el perfil lipídico:* dicho de otra manera, gracias a la correcta aplicación del ayuno intermitente los niveles de colesterol y triglicéridos en nuestra sangre, sufren una disminución considerable, lo que indudablemente se traducen en mejores condiciones de vida
- *Poseen efectos positivos sobre la plasticidad neuronal del individuo:* estudios han confirmado que tras la práctica continua del ayuno intermitente, se encontró que se desarrolló de manera exponencial en el individuo la capacidad natural del sistema nervioso de hacer los ajustes necesarios a su

capacidad estructural y su funcionamiento, la regeneración de neuronas de manera anatómica al igual que su funcionalidad.

- *Mejoras en la retención de masa magra:* de igual manera para aquellos con regímenes aplicados para la pérdida de peso, se demostró que aquellos que acompañan su rutina de quema de grasa corporal, con la rutina de ayuno se encontró menor pérdida de masa muscular magra.

Entre otra series de beneficios que de acuerdo a varios estudios se han encontrado, podemos de igual forma mencionar la facultad de esta rutina de evitar por ejemplo el desarrollo de células cancerígenas, además de esto se le agrega también la cualidad de reducir los denominados indicadores de inflamación, entre otras cosas también suele aumentar nuestra capacidad de tener un mejor control ante el proceso de ansiedad, dicho de otra manera regula la ansiedad.

Evita los siguientes errores al realizar el ayuno intermitente

Cada paso o decisión de la vida requiere tener en cuenta los factores positivos y negativos para llevarlos a cabo con éxito, por ello antes de iniciar o incursionar en el mundo del ayuno intermitente debes tener en cuenta una serie de observaciones, a fin de que no se convierta en una pérdida de tiempo para ti, veamos:

- *No estar preparado:* en primer lugar debemos recordar que no se trata de ninguna fórmula mágica, sino de un procedimiento que requiere de preparación, y va a exigir mucho de ti, ayunar por más que pueda parecer fácil y es que sin duda al leer sobre el tema pareciera no ser algo del otro mundo, todo esto hasta que te encuentras cara a cara con la verdad.

No se trata solo de un asunto que pueda estar sujeto solo a la mente, va incluso en relación a la adaptación del cuerpo a dicho proceso, por ello lo recomendable seria que inicies alargando los tiempos sin ingerir alimentos de manera progresiva y no de un solo salto, ya que hacerlo sin titubear podría resultar fácil mientras comienzas por asuntos de motivación, pero luego al encontrar los efectos en tu mente y cuerpo podrías desmotivarte y llegaría a resultar que no dures sino solo un par de días o con mucha fe, semanas.

- *Hacer esfuerzos muy grandes al comenzar:* este es un error muy frecuente, esto sucede generalmente por los altos niveles de motivación que suelen surgir cuando decidimos iniciar un método cualquiera para fines establecidos, de manera que en medio del proceso de emoción podríamos incurrir en el error de exigirnos demasiado, y al igual que en el caso anterior podría esto generar niveles de frustración en los comienzos que podría tener sin duda alguna incidencia en el posterior abandono de la disciplina en cuestión.

Por ello al igual que en el caso anterior la recomendación es iniciar de manera progresiva, desde la menor expresión del ayuno hasta que finalmente puedas realizarlo de manera satisfactoria en tiempos más prolongados.

- *Estar muy afanado con el tema:* el tema del hambre, de soportar las horas sin comer al igual que en el caso de la regulación de la ingesta calórica, será siempre más difícil de afrontarlo si mantenemos una mente muy concentrado en eso, por ello es vital que entendamos que además de la preparación física se hace sumamente importante la preparación psicológica.

Pensar demasiado en el tema tendrá como efecto una especie de tortura, que hará demasiado largo el tiempo entre un punto del horario permitido para comer al otro, debes dejar de darle tanta importancia al asunto y asumirlo con la mayor normalidad posible.

Podría incluso resultar de mayor beneficio cometer un error debido a un posible descuido que cargar la tortura durante todo el día por el hecho de que puedes o no comer durante el tiempo del día en el que estés aplicando dicho ayuno.

- *Iniciar sin planificación:* recuerda que el ayuno intermitente no se trata por si solo de alguna manera de una diete per se, sino que esta podría mas bien considerarse una forma práctica de potencializar otras estrategias para el objetivo de la pérdida de peso, además de esto considera lo siguiente, existen variadas formas de aplicar el ayuno intermitente de manera que iniciar este proceso de ayuno sin una previa organización podría ser un grave error, de hecho una de las maneras de evitar los efectos descritos en el punto anterior es esta.

Lleva un estricto control de cuál será la modalidad de ayuno intermitente que vas a realizar, además, luego debes ya establecer cuáles son los horarios que llevaras a cabo la supresión de la ingesta de alimentos y en que horario sí los consumirás.

Pero más allá, debes también tener una clara elaboración del plan alimenticio que vas llevar a cabo, debes tener una identificación de cuál será la ingesta de alimento que harás pasado las horas del ayuno, el modelo de alimenticio es completamente determinante, podría suceder que debido a las horas sin comer surja una tendencia por comer de manera impulsiva que bien, en lugar de convertirse en beneficio podrías convertirse más bien en algún desventaja para tu salud.

- **Tener falsas expectativas:** enfrentarse a un régimen de ayuno intermitente debe hacerse con una conciencia clara, uno de los más grandes errores suele surgir básicamente cuando no hay una perspectiva clara de qué es lo que se quiere en relación con qué es lo que realmente se puede lograr con este régimen, de manera que hacerse una falsa expectativa podría ser un grave error, ya que esto sin duda seria uno de los más grandes desmotivadores no solo para esta área sino para cualquier disciplina.

Recuerda siempre como ya hemos dicho que el ayuno intermitente por si solo otorga ciertos beneficios, pero que en realidad este funge más como una especie de potenciador, pero que de ninguna manera queremos decir que esta sea la panacea, cuentas claras serán de mejor ayuda que falsas expectativas.

- *Descontrol en la alimentación:* ya lo hemos mencionado de forma muy parcial en puntos anteriores, pero resaltamos que el descontrol en los términos de alimentación suele ser uno de los más significativos errores, en alguno casos comer mucho es una razón, todo dependiendo de cuales sean tus objetivos, comer sin restricción calórica es una posibilidad que no perjudicaría a quienes solo quieren disfrutar de un gran aporte de beneficios que genera esta modalidad de alimentación, como los que ya hemos mencionado en capítulos anteriores.

Pero caer en la exageración repetimos, podría ser contraproducente, por otro lado, la excesiva limitación de ingerir alimentos podría ser otro grave error, lo recomendable en todo momento sin duda, será ejercer un equilibrio en lo que se está realizando, pero para contar con una mayor orientación y por ende una mejor planificación, acude con un nutriólogo para que recibas una completa orientación de un experto en el tema.

3

MÉTODOS DEL AYUNO INTERMITENTE

*T*al como lo hemos venido mencionando a lo largo de anteriores capítulos, el ayuno intermitente posee varias modalidades de aplicación, podrían variar de acuerdo al propósito, estilo de vida, rutina de ejercicios y otros elementos puntuales, algunos podrían resultar más factibles para unos, mientras que otros modelos resultarían más atractivos para otros, insisto, siempre será acorde a la realidad de vida de cada persona en particular.

Ayuno en días alternos

Esta modalidad del ayuno intermitente es una quizás de las más temida por algunos, básicamente la idea de pasar días enteros sin comer podría suponer un terror para muchos, sin embargo creer que el cuerpo humano no tenga la capacidad de superar algunas horas o días continuos sin ingerir alimentos podría suponer una manera bastante evidente de subestimar al ser humano, es que imaginar que pudimos evolucionar y sobrevivir durante millones de años con una fragilidad tal, resulta una verdadera ilusión.

Esta modalidad tiene básicamente dos forma de realizarse, la primera seria comer sin ningún tipo de restricción durante un día, dicho de otra manera, comer lo que quieres, aquello que siempre comes, y al día siguiente comer en cantidades muy reducidas.

Llamémoslo el día "si puedo" y el día "no puedo", en el día si puedo, comerás lo normal, aquello que es tu rutina natural, sin embargo se debe tener mucho cuidado con las "libertades" que se otorgan en estas modalidades, no significa que saldrás como un caballo desbocado a acabar con las reservas de alimento mundial, debes ser muy equilibrado; por su parte en el día "no puedo" solo se realiza un conteo calórico en el cual incluirás en la rutina alimenticia menos de 400 calorías en el caso de las mujeres, y menos de 500 calorías en el caso de los hombres.

Esta es la regla general de esta modalidad, sin

embargo existe otro método o forma de llevarse a cabo, que es muy similar y consiste en comer como ya indicamos el día "si puedo" de manera normal sin ningún tipo de restricción, mientras que el día "no puedo" solo podrás ingerir agua, té y café.

De acuerdo a estudios realizados desde hace muchos años y en concordancia con los resultados publicados por algunos importantes nutricionistas y sus conclusiones, esta modalidad de ayuno arrojó que tiene la capacidad no solo de mejorar tus días de vida sino que puede alargarlos, es un mecanismo excepcional de desintoxicar todo el sistema digestivo, y además de ello brinda excelentes beneficios como la regulación efectiva de la presión arterial, y una baja significativa en los niveles de glucosa en la sangre.

La dieta 5/2

Se utiliza esta identificación para mencionar el patrón de alimentación y restricción, es decir esta forma de ayuno consiste en comer de manera normal durante cinco días, y luego realizas dos días de restricción, aunque podrían variar algunos elementos, el principio siempre será el mismo.

Algunos lo practican realizando durante los dos días de ayunos de forma parcial, es decir, cinco días de ingesta de alimentos y dos días de ayunos parcial, es decir que se permite una ingesta de calorías en números de menos de 400 en el caso de las mujeres, y en el caso de los hombres menos de 500 calorías durante estos días de ayuno.

Mientras que en el otro de los casos se lleva a cabo de igual manera los cinco días de alimentación, pero en los dos días de dieta solo se estaría permitido el consumo de café, té y agua.

Es importante destacar que existen ciertas reglas que se deben tener en cuenta a la hora de realizar esta dieta aplicable para los cinco días de alimentación, una de las consideraciones principales que debe tener en cuenta es que durante los cinco días de ingesta debe asegurarse en el caso de las mujeres de no sobrepasar las 2000 calorías mientras que los hombre no deben estar por encima de las 2200.

Otro detalle muy importante es en relación a los días de ayuno, debe asegurarse que no sean días continuos, es decir puede escoger días alternos a la semana, podría decidir que el lunes y el jueves los utilizara para reducir la ingesta de alimento a unas 400 o 500 calorías mientras que el martes, miércoles, viernes, sábado y domingo mantenga su régimen alimenticio normal, otro dato importante vendría a ser que tenga el completo cuidado que en el caso del consumo calórico asumido bajen las calorías pero no los nutrientes.

De acuerdo a opiniones como el de la terapeuta Kerry Torrens las personas que llevan a cabo esta modalidad de ayuno, pueden perder incluso hasta medio kilogramo por semana y lo más interesante es que dado a que no se trata en realidad de una dieta sino una modalidad de vida, no debe temer por el tan odiado efecto rebote.

El ayuno 16/8

De acuerdo a la opinión de muchos nutricionista y de aquellos que podrían haberse aventurado por probar las diferentes modalidades del ayuno inter-mitente, la modalidad favorita de todos es cierta-mente esta, el método de ayuno 16/8 también se puede conocer con el nombre de "protocolo Lean Gains".

Esta rutina guarda similitud con las anteriores en el hecho que se trata de restricción de algunas hora de la ingesta calórica, a diferencia de las otras esta suele ser más fácil de sobrellevar pese a que se realice de manera diaria, estamos hablando de un régimen que te permite comer en una ventana de tiempo de ocho horas mientras que el resto de las horas lo evitas.

Por lo general dentro de las 16 horas que se realizara el ayuno se incluyen las horas de sueño, de esta manera se hace más llevadero y menos traumáticos para aquellos que les resulte un castigo pasar horas sin comer, esto solo mientras va generando la tranquilidad tras la adaptación oportuna al nuevo método de alimentación.

Sin embargo durante el periodo de ayuno no significa que no puedas consumir absolutamente nada, de hecho podrías consumir según recomiendan los expertos, bebidas siempre y cuando no contenga ningún nivel calórico como las gaseosas de dietas, café con edulcorante cero calorías, o té.

De igual manera debes prestar especial cuidado a la cantidad de ingesta calórica que lleves a cabo durante las horas en las cual te es permitido el consumo de alimentos, procura guardar el mismo régimen descrito en las modalidades anteriores de 2000 calorías en el caso de las mujeres y 2200 en el caso de los hombres.

En cuanto a los beneficios se sabe que el ayuno 16/8

tiene alta incidencia en el tema de la longevidad, mientras que ayuda a mejorar ante situaciones como el asma, también es altamente recomendado para controlar problemas como la obesidad, la artritis reumatoide a entre otros.

Existen algunas otras modificaciones de estos ayunos como tal, pero más que ser un régimen en sí mismo son utilizados o bien por motivos especiales o por razones de adaptación, por ejemplo el ayuno 12/12, en este caso es aplicado con la finalidad de ir realizando una adaptación progresiva del cuerpo hasta poder sin problema alguno iniciar el ayuno 16/8 de manera más satisfactorio, de hecho podría iniciarlo con el patrón 12/12 durante una o dos semanas, luego lo amplia un poco hasta pasarlo al 10/14 y llevarlo de esa manera hasta que finalmente pueda adentrarse de manera satisfactoria al ayuno 16/8.

Por otro lado se conocen algunos métodos bastante extremos como el caso del ayuno 20/4 pero estos solo son aplicado en algunos casos extremos como aquel donde algunos fisiculturistas previo a las competencias suelen llevar a cabo dicha modalidad como medio de preparación o acondicionamiento físico.

El Ramadán

Existen además algunas modalidades de ayunos intermitentes, en algunos casos por temas de creencias y conceptualización religiosa, sin embargo que dado los beneficios que estos aportan han incluso sido tomado como modelos para llevar a cabo por personas no creyentes.

Tal es el caso del Ramadán, se trata de una celebración fundamentalmente llevada a cabo la religión Islámica, y se realiza todos los años desde hace miles de años, llevándose a cabo en el mes noveno del calendario musulmán.

En el ayuno llevado a cabo por los musulmanes el régimen lleva el siguiente patrón, se comienza la ingesta de alimento a las 9:20 de la noche, mientras que esta brecha cierra a las 4:30 de la mañana, algunos expertos se han dedicado a realizar análisis de sangre a personas que se encuentran realizando dicho ayuno, y esto ha arrojado información altamente positiva.

A un estudio llevado a cabo a 14 personas saludables que realizarían dicho ayuno, se les tomó muestra de sangre antes de iniciar y después de culminar con la disciplina, los resultados fueron más que interesantes, estos arrojaron por ejemplo una muestra de niveles muy altos de tropomiosina 1, 3 y 4 se trata de una proteína que cumple el fantástico papel de mantener las células sanas y realiza de hecho reparaciones importantes a nivel celular que serían las que generan la respuesta del organismo a la insulina.

4

ASPECTOS IMPORTANTES RELACIONADOS CON EL AYUNO INTERMITENTE

A la hora de asumir esta estrategia de alimentación debemos guardar en nuestra mente varios aspectos importante sobre el ayuno intermitente, ya esto lo habíamos dicho antes, el ayuno intermitente es un potenciador de otras estrategias o modalidades relacionados fundamentalmente con la mejora de nuestro cuerpo y nuestra salud, por ello la relación que surgen entre el ayuno intermitente y otras disciplinas debes ir siempre de la mano.

No tendría sentido hacer la modalidad más estricta del ayuno en cuestión si en realdad a la hora de realizar tu ingesta calórica te vas a los extremos y consumes altos niveles de calorías y componentes cargados de grasas saturadas, aunque existen modalidades de las que ya estaré hablando como la dieta cetogenica que hace una aplicación interesante a este asunto.

Una de las maneras más efectiva debe ser entonces sin duda alguna, llevar de la mano el nuevo régimen alimenticio con otras formas maravillosas de aportar beneficios para tu cuerpo.

Ayuno intermitente y los ejercicios

Innumerables registros han arrojado tras estudios realizados que aquellas personas que por sí solo realizan ejercicios no tienen la mayor efectividad en comparación con aquellos que practica una forma cualquiera del ayuno intermitente, de hecho, es tan cierto esto que hoy por hoy son muchas las disciplinas profesionales deportivas que han puesto especial atención a la práctica del ayuno intermitente como disciplina de vida, para así obtener mejores resultados en su carrera deportiva.

De hecho ya hemos mencionado que es una completa normalidad en la actualidad que aquellos practicantes por ejemplo del fisiculturismo lleven a cabo largas jornadas de ayuno previo a sus competencias con el objetivo de obtener resultados muy favorables al momento de llevar a cabo dicha competencia.

El ayuno intermitente y la salud

Además, también hemos visto que la relación ayuno-salud es uno de los puntos casi inseparable de este tema, en cualquiera de las modalidades de ayuno intermitente se ha comprobad que los saltos cuantitativos en temas de salud son considerables, por lo tanto si deseas iniciar un cambio de vida bien sea para prevenir, o si en efecto deseas mejorar tu condición de salud, en primer lugar debes dirigirte a un nutricionista de confianza y solicitar la asesoría respecto a la modalidad que puedas poner en practica acorde con tu estado de salud.

Debes sobre todo consultar a tu medico si el ayuno intermitente está enfocado en niños, mujeres embarazadas o personas con algún problema de salud que sea de consideración, así podremos despejar cualquier duda y estar seguros que todo lo que se vaya a hacer sea de total provecho

Ayuno intermitente y las relaciones interpersonales

Hay que ser muy equilibrados en este sentido, caer en dogmatismos podría ser poco saludable, recuerda que las relaciones sociales son también un aspecto importante para la salud, de manera que, imagina un caso hipotético en el que llegan las horas de celebración y es momento de juntarte con familiares o amigos, de manera que estos te sirvan buenas porciones de alimentos, no debes ser nunca una persona que llegue al punto de aislarse, mantén relaciones saludables.

Sin embargo, si eres de las personas estrictas con tu régimen, ser franco sobre tu situación actual es completamente valido, lo importante siempre será mantener una comunicación saludable en el aspecto social, y tratar que tu nuevo estilo de vida no se convierta en una piedra de tropiezo para llevar relaciones sana.

5

AYUNO INTERMITENTE Y OTRAS OPCIONES

*E*n la actualidad la preocupación por los temas relacionados con la salud son un común denominador en un alto número de individuos, dada esta circunstancias el número de métodos y propuestas para adelgazar o mejorar las condiciones de salud, se ha multiplicado de manera impresionante, veamos algunas de estas expresiones y de igual forma observemos que tipo de relación podrían guardar con el régimen de ayuno intermitente

La dieta paleo y el ayuno intermitente

Al analizar estas dos propuestas encontramos que en su origen podrían guardar como similitud el hecho que el origen de ambas está propuestas en la idea del hombre primitivo, tal y como ya vimos la idea del ayuno intermitente está basado en la idea que el hombre de la era de las cavernas podría pasar largas horas sin comer y esto no representaba a ciencia cierta ningún riesgo para la salud humana.

Mientras tanto la idea que surge en la aplicación de la dieta paleo surge del mismo principio, es decir, una dieta que considere los alimentos que se encontraban disponibles para el hombre de dicha era, es decir, carnes, pescados y mariscos, frutas y verduras, una alimentación saludable de acuerdo a esta propuesta excluye entonces el uso de los lácteo y las harinas procesadas.

Quienes apoyan dicha estructura alimenticia aseguran que los beneficios de la aplicación de este método alimenticio, pueden ser muchas como por ejemplo, lograr que los niveles de glucosa en la sangre resulten más adecuados, alegan una mejor salud en la piel al igual que la salud dental, de igual manera aseguran que también es una buena manera de quemar las grasa acumuladas y por ende también sería útil para la pérdida de peso.

Algunos expertos en la materia incluso aseguran que tras la aplicación de la "paleodieta", algunos pacientes han logrado mejorar problemas de alergia, mientras que ayuda a tener un sueño más reconfortante, lo cual también resulta de vital importancia para la salud.

Dieta cetogenica y el ayuno intermitente

La dieta cetogenica está basada fundamentalmente en un cambio significativo en la composición de nuestra alimentación diaria, en la que se restringe el consumo de carbohidratos y se le presta una especial atención al consumo de proteína animal, inclusive se estas están cargados de grasa saturada, esto como objetivo tiene la intención de inducir un cambio de la fuente que nos provee energía al igual que propone una modificación metabólica.

Al igual que en el caso del ayuno intermitente, el objetivo de la dieta cetogenica seria producir un efecto en el cuerpo del individuo conocido como la cetosis, dicho efecto se consiguen como ya mencionamos en el ayuno y la otra manera es la aplicación de esta dieta como tal.

La reacción en el cuerpo humano está dado a que tras la ausencia de los carbohidratos como fuente naturalmente utilizada de combustible, agotará de esta manera las posibles reservas de glucógeno del cuerpo y pasara a usar como principal fuente de energía la quema de grasa que se encuentra alojada en el hígado.

Las formas normalmente aplicadas para llevar a cabo la dieta cetogenica consiste en hacer una combinación en la alimentación que estaría distribuida de la siguiente manera: un 60 % de la dieta estará compuesta por alimentos grasos, mientras que la parte de proteínas será de un 30 a 35% y por su parte los carbohidratos solo serán de un 5 a 10%

Existen otras modalidades de dietas que bajo un riguroso control y seguimiento por parte de un médico especialista en asuntos de nutrición podrían llevarse a cabo con total seguridad y así sacar provecho a cada una de estas modalidades, existe por ejemplo un ayuno muy mencionado últimamente como es el ayuno con agua, su metodología fundamental es la supresión de periodos determinados de alimentos y mantenerse solo con agua.

La característica principal de este modelo de ayuno podría tener como paralelismo con el método de ayuno intermitente, el hecho de posponer la ingesta de alimentos por periodos determinados y mantener el cuerpo solo con agua.

En todo caso sea cual sea el método que hayas decidido asumir como estilo de vida, debes recordar asuntos de relevante importancia, cuando estamos tratando asuntos de salud y que de hecho incluyan la alimentación, nada puede hacerse al azar ni dejarlo a la suerte de los consejos encontrados en la web.

En estos temas lo más importante es considerar la seriedad que implica asumir las diferentes rutinas, por ello siempre será lo más recomendable que encuentres la guía de un especialista y que a través de su ayuda y observación puedan determinar cuan beneficiosos puedan resultar para tu cuerpo y metabolismo la aplicación de ciertas disciplinas alimenticias.

En todo caso debes recordar que siempre la practica constante de una disciplina deportiva y una buena alimentación acompañado de alguno de los métodos explicados de ayuno intermitente siempre resultaran un provecho magnifico para tu salud, es momento de tomar acción y procurar les mejores resultados para asegurarte un mejor estilo de vida.

CONCLUSIÓN

Podríamos preguntarnos ¿finalmente es bueno o malo el ayuno intermitente? Ser concluyente en este momento resultaría posiblemente un acto de mera ilusión, hay mucho camino por recorrer y mucha tela que cortar, considero que ser concluyente siempre sería una muestra de estar por algún motivo parcializado a alguna de las dos creencias.

Todo consiste en ser objetivos, y es esta objetividad la que nos podrá garantizar la posibilidad de, a través de un conocimiento más adecuado sobre la materia, hacer una aplicamos profunda de la justica a la hora de aplicar dicha justicia de la que hablamos

Por el momento las evidencias con las que contamos a la mano nos demuestras que la práctica del ayuno intermitente son una buena posibilidad y una gran oportunidad para brindar salud a nuestro organismo, según vimos una pequeña observación a la evolución y desarrollo de esta disciplina como tal cabe para asegura que no tendría de ninguna manera por que al menos representar un peligro para nosotros el uso de esta disciplina de la alimentación.

Pero es que en efecto sería iluso creer que pudimos haber evolucionado como especie al punto que lo hemos hecho teniendo una concepción tan frágil del ser humano, no hay que ser tan inteligentes para saber que nuestros antepasados no contaban con medios de preservación de los alimentos, de manera que por regla general podemos deducir que la manera de alimentarse de nuestros ancestros cavernícolas era en grandes porciones en un período y luego otros períodos de restricción mientras se organizaban para la caserías de nuevas provisiones de alimentos.

En realidad los resultados modernos arrojan de una manera clara los beneficios que se desprenden de la aplicación de dicho método de alimentación, algunas conclusiones se han logrado gracias a la práctica y observación empírica por parte de particulares, sin embargo estudios y análisis han demostrado lo efectivo que esto resulta para el cuerpo humano.

Como repetimos una y otra vez, el método de ayuno intermitente no se trata de una fórmula mágica por medio de la que vas a obtener un resultado cualquiera de manera automática, sin embargo siempre será posible aplicando algunos principios de vida.

La disciplina es el factor principal para que todo aquello de lo que ya he mencionado pueda tener algún efecto positivo en la salud del individuo, intentar un día la dieta intermitente 16/8, mañana entonces la 5/2 y así te mantienes probando y cambiando sin disciplina, o peor aún, haciendo el ayuno una semana, ya la siguiente haces una dieta y pasado los tres días abandonas la dieta para entonces tomar una rutina de ejercicios, nada absolutamente va a dar ningún resultado de esta manera, debes crear un hábito debes logra concentrar tu mirada en el objetivo que intentas alcanzar, y no permitir que nada cambie eso, sino que lo intentes tanto como tu voluntad te lo permita hasta que logres hacerlo y lo domines como la palma de tu mano.

Por esta misma razón es que encontramos que aquellas tradiciones que mejores resultados encuentran por ejemplo en la aplicación del ayuno son aquellas que han repetido su práctica de manera continua y de forma disciplinada durante años.

Tal es el caso de disciplinas como el islam cuya práctica han llevado a cabo de manera ininterrumpida durante muchos años y muchos de sus seguidores llevan toda la vida practicándolo, y estudios realizados en muchos de ellos ha demostrado que dicha práctica arroja en casi todos los caso beneficios para la salud de quienes llevan a cabo esta disciplina.

Ya vimos cuales son las manera en que el ayuno intermitente funciona en la salud del ser humano, mucho de los postulados que contradicen esta noble disciplina que viene en auge, y que ha dejado demostrado su beneficio para la salud, están muy basados generalmente en asuntos de prejuicios más comerciales que reales.

Como ya mencionamos anteriormente, la lucha por tomar el control del mercado altamente prospero como ha resultado el "negocio" de la salud, y especialmente la obesidad encontramos tratados y más tratados desestimando métodos que se han comprobado funcional tal y como es el caso del ayuno intermitente.

Si bien sabemos que no es la panacea, y de ninguna

manera se desestimó la posibilidad de aplicación de algún otro método que pueda servir para mejorar la salud como para perder peso, antes hicimos un pequeño recorrido por ellas y vimos los beneficios que estos pueden ofrecer, o los posibles contra de acuerdo a verdaderos análisis de expertos y no de opiniones mal infundadas.

Reconocemos como un método altamente efectivo para mejorar la salud del individuo y recomendamos entonces ante cualquiera sea la disciplina que estés practicando, podría ser pesas, aeróbicos, podrían también tratarse de algún modelo de dietas como las ya mencionadas, saca tu mayor posibilidad de éxito usando una rutina efectiva de ayuno intermitente y disfruta de los resultados.

www.ingramcontent.com/pod-product-compliance
Lightning Source LLC
Chambersburg PA
CBHW031134020426
42333CB00012B/370